Barbacoa

Un libro de cocina repleto de las mejores y deliciosas ideas para hacer barbacoas llenas de sabor y gusto

(Deliciosas y fáciles recetas caseras de salsas barbacoa para todos los paladares)

Urbano Bustamante

TABLA DE CONTENIDOS

Cobertura De Manzana Y Pera Para Chuletas De Cerdo A La Parrilla

Ingredientes

- 2   taza de mantequilla
- cucharada de azúcar moreno claro, o al gusto
- cucharadas de canela molida
- manzanas verdes grandes - peladas, sin corazón, y cortadas en octavos
- peras Bartlett peladas, sin corazón y cortadas en octavos
- 2 taza de azúcar moreno claro
- 2   taza de salsa de soja
- 2   taza de jugo de naranja
- 1   taza de mostaza picante marrón
- 6 1   taza de miel
- cucharadas de salsa Worcestershire
- cucharadas de pimienta negra molida
- cucharada de comino molido

- chuletas de cerdo, de 1 a 2 pulgada de grosor
- lima, jugo

Direcciones

1. En un tazón grande, mezcle 1-5 taza de azúcar moreno, salsa de soja, jugo de naranja, mostaza marrón, miel, salsa Worcestershire, pimienta negra y comino hasta que estén completamente combinados y el azúcar se haya disuelto.
2. Coloque las chuletas de cerdo en el adobo y marque con cuchara para cubrir las chuletas.
3. Deje reposar a temperatura ambiente durante 50 a 50 minutos a 1-1 1 hora.
4. Precaliente una parrilla al aire libre a fuego medio-alto y engrase ligeramente la parrilla.
5. Retire las chuletas del adobo y deseche el adobo.
6. Agite cualquier exceso de gotas de líquido de las chuletas, y ase a la parrilla hasta que estén doradas, ya no estén

rosadas por dentro, y muestre buenas marcas de parrilla, aproximadamente 8 minutos por lado.

7. Exprime el jugo de lima sobre las chuletas mientras se asan a la parrilla. Un termómetro de carne de lectura instantánea insertado en la parte más gruesa de un corte debe leer al menos 400 grados F (66 grados C).

8. Derrita la mantequilla en una sartén grande a fuego alto, luego agregue 2 cucharada de azúcar moreno y canela; llevar la mezcla a ebullición, revolviendo para disolver el azúcar.

9. Agregue las rodajas de manzana y pera, y cocine, revolviendo a menudo, hasta que la fruta esté cubierta con la mezcla de mantequilla y suavizada, pero no blanda, durante aproximadamente 5-10 minutos.

10. Transfiera las rodajas de manzana y pera a una canasta para asar.

11. Ase la fruta en la parrilla al aire libre hasta que las rebanadas estén doradas,

12. unos 5 a 10 minutos más. Sirva fruta a la parrilla con chuletas de cerdo.

Mousse De Hígado De Pollo Con Beicon Ahumado

Ingredientes:

2 00 gr de crema de leche
100 gr de manteca
Granos de pimienta negra
Opcional: hierbas frescas
700 gr de hígados de pollo
500 gr de panceta ahumada
2 cebolla, 2 zanahoria,
]2 rama de apio, hojas de laurel, pimienta en grano.

Preparación:

1. Cocinar los hígados de pollo en agua con las verduras , el laurel, los granos de pimienta y una pizca de sal.
2. Una vez que estén bien cocidos enfriarlos y retirar restos de grasas, nervaduras, etc. Reservar.
3. Cortar en cubos pequeños la panceta ahumada. Reservar.
4. Procesar con mixer los hígados cocidos con la manteca derretida hasta que estén totalmente desmenuzados.
5. Incorporar en un bol con la panceta picada, la crema de leche, los huevos y las hierbas frescas.
6. Moler una cucharada de pimienta en grano en mortero y agregarlo a la mezcla.
7. Mezclar bien.
8. Colocarlo en budinera o molde previamente enmantecado y llevarlo a

horno en baño María durante 60
minutos o hasta que la mezcla se
solidifique.

9. Desmoldar en tibio y refrigerar 1-5
horas hasta que tome consistencia.

10. Exquisito paté para untar tostadas
o panes.

Albóndigas

6 cucharadas de pan rallado

6 cucharadas de aceite (de colza)

Sal y pimienta

1600 1600 g de carne picada, mezclada

2 cebolla, cortada en dados finos

4 dientes de ajo machacados

1 manojo de perejil, finamente picado

2 Huevo

Preparación

1. Precaliente la parrilla, envuelva la rejilla con papel de aluminio y úntela con aceite.

2. Poner todos los ingredientes en un bol y mezclarlos.

3. Formar la masa en forma de hamburguesas y aplastarlas.

4. Asar las albóndigas en la parrilla durante unos 5-10 minutos por cada lado.

Feta A La Parrilla

Ingredientes

- |albahaca
- |aceite de oliva
- ajo al gusto

- 4 paquetes de queso feta
- 8 tomates
- 4 cebollas medianas
- un poco de sal y pimienta

Preparación

1. Prepare 5-10   trozos de papel de aluminio.

2. Coloque medio feta en cada trozo de papel de aluminio.

3. Corta los tomates en rodajas y espárcelos por encima.

4. Corta las cebollas en aros y espárcelas también sobre el queso.

5. Salpimente, añada un poco de albahaca fresca y un poco de ajo por encima si lo desea.

6. Rocíe con aceite de oliva y cierre bien el papel de aluminio.

7. Colocar en la parrilla durante unos 10 minutos por lado.

8. Disfrute con pan fresco.

Hamburguesa con pollo teriyaki y piñaIngredientes

2 tomate(s) grande(s), en rodajas

2 cebolla roja cortada en aros

4 hojas de lechuga

|mayonesa

|Sal".

4 panecillos de hamburguesa con semillas de sésamo

4 medios filetes de pechuga de pollo de unos 500 g

|Salsa teriyaki para marinar

4 rodajas de piña Preparación

1. Aplique una palmadita a las dos mitades de pechuga de pollo y colóquelas en la salsa teriyaki.

2. Déjalo marinar en la nevera durante al menos dos horas, si es posible toda la noche.

3. Corta los tomates en rodajas, corta la cebolla en aros, ten preparadas dos hojas de lechuga y corta dos rodajas no muy gruesas de una piña fresca.

4. Freír/asar las pechugas de pollo en una sartén a temperatura media.

5. Debido al contenido de azúcar de la salsa teriyaki, el filete se dorará relativamente rápido.

6. A una temperatura de fritura alta, rápidamente surgirían dudas sobre si puede ser cierto que la formación del carbón requirió millones de años y distraer a las dos rodajas de piña, que también necesitan urgentemente ir a la parrilla o a la sartén.

7. Hacia el final del proceso de fritura, se colocan los dos panes de hamburguesa con el interior también brevemente en la parrilla y se tuestan.

8. Ahora puede comenzar el trabajo de montaje:

9. Colocar la mayonesa en el fondo del pan, la hoja de lechuga y una rodaja de tomate encima, y la pechuga de pollo terminada de asar.

10. Ahora, si se pueden equilibrar los aros de cebolla sobre la pechuga de pollo y la rodaja de piña sobre los aros de cebolla, se puede colocar el sombrero, la segunda mitad del bollo, encima.

Shashlik Ruso

Ingredientes

- |Sal y pimienta
- 4 cebollas grandes

- 2 limón mediano 4 kg|pechuga de pollo, fresca, no congelada
- 2 vaso de vino blanco seco
- 1 vaso de mayonesa
- 4 hojas de laurel
-

Preparación

1. Cortar la carne en dados.

2. Añadir la mayonesa y el vino y mezclar bien.

3. Salpimentar y añadir las hojas de laurel.

4. Dejar reposar la mezcla durante un día a temperatura ambiente normal.

5. Al día siguiente, cortar las cebollas en tiras y exprimir el limón. Añadir todo a la mezcla de carne.

6. A continuación, mezcle bien todos los ingredientes.

7. Tras dos o tres horas de infusión, se puede poner la carne en pinchos y colocarla en la parrilla.

Brochetas De Pollo Con Ciruelas Pasas Envueltas En Tocino

Ingredientes

- 2 diente(s) de ajo
- 2 guindilla(s)
- un poco de miel
- 2 chorrito de aceite de oliva
- 2 chorro de zumo de limón

- 1600 g|Pechugas de pollo
- 30 ciruelas al horno
- 16 rebanadas de tocino, por ejemplo, panchetta o bacon
- 1000 g de yogur griego con un 2 0% de grasa
- 2 manojo de menta

Preparación

1. Corte cada pechuga de pollo en unos 10 trozos.

2. Poner en remojo las ciruelas y luego envolver cada una con media loncha de bacon.

3. Ponerlos alternativamente en los pinchos (pollo, ciruela, pollo...) y asar cada lado en el carbón. Una salsa de yogur sabe muy bien con ella, para ello revuelve el yogur con los demás ingredientes hasta que esté suave y déjalo infusionar.

4. Por supuesto, puedes usar otras hierbas además de la menta, u omitir el chile, o usar más, o lo que quieras.

Batatas a la parrilla con glaseado de azúcar, mantequilla y ronIngredientes

- 2 cucharada de perejil fresco picado fino
- 2 cucharadita de ralladura de naranja
- 1/7 cucharadita|de maza
- |Pimienta negra de molino

- 8 boniatos grandes, limpios
- 2 cucharada de sal marina
- 370 g de mantequilla, caliente, sin sal
- 6 cucharadas de jarabe de arce o melaza
- 250 g de azúcar moreno
- 220 ml de ron oscuro
- |Aceite de canola para untar

Preparación

1. Poner los boniatos en una olla grande, cubrirlos con agua fría, añadir la sal marina y cocerlos hasta que estén semicocidos.

2. Las batatas no deben estar completamente cocidas, pero deben estar firmes en el centro.

3. Es mejor comprobarlo de vez en cuando con un palillo.

4. Precalentar la parrilla a fuego medio, a unos 250°C. Mientras se cocinan las patatas, mezclar la mantequilla con el sirope de arce, el azúcar, el ron, la ralladura de naranja, la nuez moscada y el perejil picado hasta conseguir una mezcla cremosa.

5. Cuando las patatas estén medio cocidas, retíralas del agua y deja que se enfríen un poco.

6. Con un cuchillo afilado, cortar las patatas cada –5-10 mm en forma de abanico para que no se corten y sigan colgando juntas en el fondo.

7. Puedes utilizar el mango de una cuchara de madera como ayuda y cortar tan profundamente con el cuchillo que la hoja toque la cuchara.

8. Con el lado cortado hacia arriba, untar las patatas con aceite, sal y pimienta.

9. Colocar con cuidado las batatas en la parrilla y asarlas indirectamente con la tapa cerrada.

10. Después de –25 a 30 minutos, ya deberían haber tomado un color algo dorado.

11. A continuación, se extiende un poco del glaseado de azúcar, mantequilla y ron sobre las patatas.

12. Asegúrese de que la mezcla también penetre en las incisiones y ase las patatas durante otros 5 a 10 minutos.

13. Repita esta operación hasta que se acabe el glaseado.

14. A continuación, retire de la parrilla y sirva.

Brochetas de salmón marinadas con miel, mostaza y limón.Ingredientes

- 2 cucharada de mostaza, medio picante
- 12 cucharadas de aceite de oliva virgen extra
- |Sal y pimienta

- 1600 1600 g de filete(s) de salmón sin piel
- 2 manojo de eneldo fresco
- 2 limón ecológico
- 10 cucharadas de miel

Preparación

1. Cortar el filete de salmón en dados de unos –5-10 cm de grosor.

2. Rallar la cáscara del limón en un bol (sólo la amarilla, nunca la blanca, es amarga).

3. Exprimir el zumo del limón y mezclarlo con la ralladura.

4. Añadir la miel y mezclar bien también.

5. A continuación, con una cuchara, se añade el aceite de oliva.

6. Sazonar al gusto con sal y pimienta. Picar el eneldo y mezclarlo.

7. Con el limón y la miel, las cantidades pueden variar.

8. Pruebe y reajuste si es necesario.

9. Añadir los trozos de salmón a la marinada, mezclar bien y dejar marinar tapado durante al menos 2-2 ½ horas.

10.   Después de unas 2-2 ½ horas, saque los trozos de salmón, colóquelos en las brochetas y áselos en la parrilla o en la plancha durante unos 5-10 minutos por cada lado.

Pinchos Biftèki

Ingredientes

- 1 cucharadita de pimienta
- 2 cucharadita de pimienta en polvo dulce
- 2 pizca de pimienta de cayena
- 2 cebolla(s)
- 2 huevo

- 1000 g de carne picada, mezclada
- 2 cucharada de pasta de tomate
- 3 cucharadas de pan rallado
- 4 cucharaditas de orégano seco
- 1 cucharadita de pimienta de Jamaica
- 1 cucharadita de comino
- 2 1 cucharadita de sal

Preparación

1. Poner en remojo las brochetas de madera en agua fría durante aproximadamente 2 hora.

2. Pelar las cebollas y picarlas finamente.

3. Mezclar la carne picada con la pasta de tomate, el pan rallado, las especias y los huevos.

4. Poner un poco en el congelador, así la carne picada es más fácil de formar.

5. A continuación, con las manos mojadas, dar forma a unos 140 g - panes y atravesar los pinchos y colocarlos en una bandeja de horno forrada con papel de hornear.

6. Caliente el horno a 250° C. A continuación, coloque la bandeja en el horno en el estante central y deje que se ase durante unos 60 minutos.

7. El tzatziki sabe muy bien con esto, pero también la ensalada de col.

8. Sabe muy bien desde el frío.

Salsa Barbacoa

Ingredientes

- 4 cucharaditas de mostaza
- 4 cucharaditas de sambal oelek
- 2 cucharadita de tabasco
- 1000 ml de caldo
- 400 g de miel
- 16 cucharadas de salsa Worcester

- 4 Cebolla(s)
- 4 dientes de ajo
- 250 ml de aceite (por ejemplo, aceite de canola)
- 6 00 g de pulpa de tomate
- 16 cucharadas de vinagre
- 2 cucharadita de sal
- 4 cucharaditas de albahaca
- 4 cucharaditas de tomillo

400 Preparación

1. Pelar y picar finamente las cebollas y los ajos.

2. Calentar el aceite y rehogar las cebollas y el ajo hasta que estén transparentes.

3. A continuación, añadir todos los demás ingredientes, llevar la salsa a ebullición y cocer a fuego lento durante 20 minutos, removiendo constantemente.

4. La salsa también es muy buena para hacerla con antelación y congelarla.

5. Siempre la comemos con carnes a la parrilla o costillas.

6. He dado la salsa para 12 raciones, pero para los amantes de la salsa, es más probable que sólo alcance para 5-10 .

Camarones Envueltos En Tocino A La Parrilla

Ingredientes

- 120 ml de agua
- 2 pizca de tabasco
- 32 gambas grandes, sin caparazón y sin tripas
- 12 rebanadas de jamón, finas

- 2 cucharada de mantequilla
- 2 cebolla(s) pequeña(s), finamente picada(s)
- 380 g de ketchup de tomate
- 6 cucharadas de salsa Worcestershire
- 4 cucharadas de salsa 2 cucharada de vinagre de sidra
- 6 cucharadas de azúcar moreno

Preparación

1. Derrita la mantequilla en una cacerola a fuego lento.

2. Freír la cebolla en ella durante 5-10 minutos hasta que esté translúcida.

3. Añadir el ketchup, la salsa Worcestershire, la salsa para carne, el vinagre, el azúcar, el agua y el tabasco.

4. Llevar a ebullición, reducir el fuego y cocer a fuego lento en una olla abierta durante 35 a 40 minutos.

5. Reservar la salsa barbacoa para que se enfríe.

6. Marinar las gambas en la salsa enfriada durante 60 minutos.

7. Mientras tanto, precaliente la parrilla del patio o de la cocina.

8. Corta las lonchas de bacon transversalmente en tercios.

9. Saque las gambas de la salsa y envuelva cada una con un trozo de bacon.

10. A continuación, colóquelos en pinchos regados y áselos a fuego fuerte durante unos 5-10 minutos por cada lado, hasta que el bacon esté crujiente.

11. Recaliente el resto de la salsa barbacoa y sirva con cada una.

Champiñones Rellenos Para Asar

Ingredientes

- 4 dientes de ajo
- |Sal y pimienta
- un poco de queso emmental rallado

- 1000 g de champiñones frescos
- 4 tazas de queso fresco, natural o con hierbas

Preparación

1. Limpie o pele los champiñones.

2. Retira los tallos con cuidado, corta los extremos y pícalos en trozos pequeños.

3. Poner el queso crema en un bol y sazonar.

4. Añadir los tallos picados y el queso. Añade el ajo, bien picado.

5. Verter la crema en los champiñones.

6. Asar los champiñones a fuego lento hasta que estén ligeramente dorados.

Pato O Ganso A La Parrilla De Carbón

Ingredientes

- un poco de mostaza
- un poco de sal
- un poco de pimienta

- 2 |pato(s), o ganso, listo para cocinar
- unos tallos de mejorana
- unos tallos de tomillo
- unos tallos de artemisa

Preparación

1. Necesitará una parrilla grande y briquetas de carbón.

2. Descongele y prepare el pato o el ganso si es necesario, es decir, lávelo y séquelo bien por dentro y por fuera, retire la grasa sobrante si es necesario.

3. A continuación, recubrir el interior con un poco de mostaza, sal y pimienta por dentro y por fuera.

4. Poner las especias lavadas en el pato / ganso.

5. Prepara la parrilla para fuego indirecto, es decir, coloca una trampa de grasa en el centro y esparce briquetas de carbón a un lado de la misma.

6. Cuando estén bien calientes, pon el pato.

7. Cierra la tapa y comprueba cada media hora.

8. El pato/ganso se dorará muy rápidamente.

9. Yo también lo pincho de vez en cuando para que escurra más grasa.

10. Después de una hora aproximadamente, se puede dar la vuelta al pato/ganso una vez.

11. Puede ser necesario añadir más carbón a la parrilla.

12. En total, un pato de 400 5 gramos necesita algo menos de 4 horas, un ganso o un pato más grande, en consecuencia, más tiempo.

13. Yo siempre utilizo un termómetro de carne para comprobarlo.

14. La grasa recogida se puede utilizar para una salsa.

15. Para ello sirvo col roja y albóndigas.

16. El pato/la oca se vuelve agradable y tierno al asarse, queda jugoso y adquiere un agradable sabor a parrilla.

17.   La piel queda bien crujiente.

Carne De Merguez

Ingredientes

- 1 cucharadita de canela en polvo
- 2 cucharadita de polvo de clavo
- 2 cucharadita de tomillo seco
- |intestino, (bolas de hilo) para el relleno

- 1600 g de carne de vacuno cortada en cubos
- 400 g de grasa de vacuno, también cortada en cubos
- 4 dientes de ajo picados
- 8 cucharadas de agua
- |Sal y pimienta negra recién molida
- 4 cucharaditas de pimienta en polvo, dulce noble
- 1 cucharadita de pimienta de cayena

Preparación

1. Triturar la carne, la grasa y el ajo, preferiblemente a través de una rueda de picar gruesa.

2. Humedecer la mezcla de carne con unas cucharaditas de agua, añadir el resto de los ingredientes y mezclar bien en un procesador de alimentos.

3. Sazonar enérgicamente la mezcla de carne y luego rellenarla en ristras, atarlas a intervalos de 30 cm y colgar estas salchichas en un lugar ventilado para que se sequen durante 20 a 24 horas.

4. Los merguez pueden hervirse en agua, freírse en una sartén o hacerse a la parrilla con carbón.

5. Se sirven con una salsa de tomates y pimientos rojos aderezada con harissa.

Shashlik Al Estilo Ruso

Ingredientes

- 2 cucharada de sal
- 2 cucharadita de pimienta negra
- 2 pizca de pimienta de cayena
- 2   cucharada de salsa 8   dientes de ajo picados o granulados
- 2   cucharadita de hierbas (hierbas de Provenza)
- 2 rebanada de pan (pan negro)

- 6   kg de cuello de cerdo deshuesado o carne de cordero
- 2 botella de cerveza, 2 taza de mostaza, medio caliente
- 12 cebollas grandes
- 2 0 bayas de enebro
- 8 hojas de laurel
- 2 botella de agua mineral

Preparación

1. Poner una botella de Hefeweizen y otra de Sprudel en un recipiente grande con tapa.

2. Picar las cebollas, las hojas de laurel y el ajo, añadir la mostaza, las cebollas, las bayas de enebro, la sal, la pimienta, etc. al recipiente y mezclar.

3. Desmenuzar la rebanada de pan moreno en él.

4. Cortar la carne en trozos de 6 x6 cm e introducirlos en la marinada.

5. Mezclar todo de nuevo y refrigerar tapado durante al menos 20 a 24 horas.

6. Remover varias veces.

7. Poner los trozos de carne en los pinchos y extenderlos sobre la parrilla caliente.

8. Hay que dar la vuelta a la carne constantemente para que quede bien tierna.

9. Dependiendo del gusto, la carne puede asarse un poco más picante.

10. Las ensaladas de temporada, el pan, los panecillos, etc. van bien con esto.

Bistecca Alla Fiorentina

Ingredientes

- Sal marina húmeda y gris y pimienta recién craqueada al gusto
- 12 cuñas de limón
- 8 ramitas de romero fresco, picado
- 2 de elección o primehouse steak
- 6 cucharadas de aceite de oliva de la Toscana

Direcciones

1. Presione el romero picado en ambos lados del filete de porterhouse; Poner en un plato y dejar marinar a temperatura ambiente durante 2 hora.
2. Iniciar una parrilla al aire libre utilizando carbón de madera dura, como la nuez dura.
3. Cuando los carbones son blancos y brillantes, disponer de calor alto.
4. Suavemente cepillo o frote el aceite de oliva en el filete, después sazone al gusto con sal y pimienta del mar.

5. Coloque el filete en la parrilla y cocine hasta que se forme una corteza oscura de color marrón dorado de 15 a 20 minutos dependiendo del grosor de la carne.

6. Dé vuelta encima, y continúe cocinando hasta que de oro en el otro lado, 15 a 20 minutos más.

7. Cuando termine, coloque el filete en un plato y deje reposar durante 20 minutos.

8. Para servir, retire las dos piezas de carne del hueso, y reemplace el hueso en el plato de servir.

9. Corte cualquier grasa no deseada de la carne redonda (filete), corte en 12 piezas iguales en un ángulo con el grano, y ventilar hacia fuera en un lado del hueso.

10.   Corte el filete rectangular (lomo) en rebanadas de 1/2   de pulgada en un ángulo con respecto al grano.

11.   Ventilador en el otro lado del hueso.

12. Termine adornando el plato con cuñas de limón y una pizca de sal marina adicional.

Filete De Granada Con Quinoa

Ingredientes

- 4 cucharaditas de mostaza estilo Dijon
- 1 cucharadita de pimienta negra molida
- Quinoa:
- 2 taza de quinua cruda
- 4 tazas de caldo de verduras o caldo de carne
- 2 taza de espinacas frescas cortadas en rodajas finas
- 1 taza de semillas de granada o arándanos secos azucarados
- 1/2 taza de nueces tostadas picadas (opcional)
- 4 (8 onzas) de filetes de carne de res, sin hueso, 1/2 de pulgada de espesor
- 4 onzas de queso de cabra, desmenuzado
- Semillas de granada (opcional)
- Marinado y salsa:
- 2 taza de jugo de granada
- 1/2 taza de vinagre balsámico
- 4 cucharadas de romero fresco picadito

47

- 4 cucharadas de tomillo fresco picado
- 4 cucharadas de aceite de oliva
- 6 dientes de ajo picados

Direcciones

1. Combine los ingredientes de Marinade & Sauce en un tazón mediano.
2. Reserva 1/2 taza de salsa para hilvanar.
3. Coloque los filetes de carne de res y el adobo restante en una bolsa de plástico segura para alimentos.
4. Dé vuelta a los filetes para cubrir. Cerrar la bolsa con seguridad y marinar en el refrigerador de 25 a 30 minutos a 2-2 ½ horas.
5. Mientras tanto, prepare la salsa de hongos. Vierta el 1/2 taza de adobo reservado en una cacerola pequeña; llevar a ebullición.
6. Reducir el calor; Cocine de 25 a 30 a 40 minutos o hasta que se reduzca a la mitad y espese ligeramente, revolviendo de vez en cuando.

7. Dejar de lado.

8. Cocine la quinua en caldo en cacerola mediana de acuerdo a las instrucciones del paquete.

9. Agregue las espinacas, las semillas de granada y las nueces.

10.   Mantenga caliente.

11.   Retire los filetes del adobo; Desechar el adobo Coloque los filetes en la rejilla sobre el medio, carbones cubiertos de ceniza. Parrilla, cubierto, de 7 a 2 0 minutos para medio raro a medio cocción, girando de vez en cuando y hilvanado con salsa.

12.   Tallar los filetes en rodajas; Sazonar con sal, según lo desee.

13.   Coloque la quinua en el plato de servir; Cubrir con queso.

14.   Organizar la carne alrededor de la quinua.

15.   Adorne con las semillas de granada, si lo desea.

Hamburguesas De Queso Azul

Ingredientes

- 1 cucharadita de ajo en polvo
- 1 cucharadita de salsa Worcestershire
- 2 paquete de queso azul Salemville
- 8 hamburguesas
- Hojas de lechuga
- 2 tomate, cortado en rodajas
- 4 cucharadas de aceite de oliva
- 2 cebolla mediana, cortada en rodajas
- 4 cucharadas de conservas de higos
- Mandril de tierra de 2 libras
- 2 cucharadita de sal
- 1/2 cucharadita de pimienta

Direcciones

1. En una sartén grande, caliente el aceite de oliva y las cebollas en rodajas.
2. Cocine las cebollas 45 a 50 minutos o hasta que las cebollas sean suaves y caramelizadas.
3. Añadir las conservas de higos y cocinar 1-5 minutos adicionales.

4. En un tazón grande, agregue carne picada, sal, pimienta, ajo en polvo y salsa Worcestershire.
5. Mezclar hasta que esté homogéneo.
6. Divida la carne en 8 porciones iguales.
7. Con las yemas de los dedos, presione las porciones de carne en hamburguesas de 1/2 de pulgada.
8. En un tazón pequeño, combine el queso azul de Salemville y 1-5 cucharada de la mezcla de la cebolla de la higuera.
9. Divida la mezcla en 5-10 porciones iguales.
10. Coloque una porción de la mezcla de queso azul en la mitad de las empanadas, excepto el resto para la cobertura.
11. Añadir una de las hamburguesas restantes a la parte superior de las empanadas con Salemville queso azul, y pellizcar para sellar.

12. Coloque las hamburguesas en una parrilla preparada y cocine durante 10 a 15 minutos de cada lado.
13. Retire las empanadas y deje reposar durante 10 minutos.
14. Coloque la lechuga y el tomate en la parte inferior de cada bollo.
15. Agregue patty y cubra con el resto de mermelada de cebolla de higo.

Con Vegetales Grillados, Lenguado De Mar Y Camarones.

Ingredientes:

Aceite de oliva - 6 0ml
ajo - 2 diente
Tomillo - 10 g
Hojas de perejil - 0.10 manojo
Pimienta de Cayena y sal al gusto
Filete de lenguado - 8 00 g Camarones
grandes - 2 2 uds.
Champiñones - 2 8 piezas
Cebolla - 6 piezas
Tomates - 10 piezas
Jugo de limón - 20ml

Metodo de cocinar

1. Enjuague bien el filete de lenguado y séquelo en una servilleta.
2. Pele los camarones, póngalos en un colador, vierta agua fría y déjelos

53

escurrir, luego póngalos junto con el pescado en un recipiente esmaltado, rocíe con jugo de limón recién exprimido y déjelo por 25 a 30 minutos.

3. Pelar la cebolla y hervir durante 20 minutos en una pequeña cantidad de agua, luego cortar por la mitad.

4. Limpiar y lavar los champiñones. Cortar los tomates por la mitad.

5. Pelar los ajos, pasarlos por un prensa ajos, añadir aceite de oliva, tomillo, sal, pimienta de cayena y mezclar todo bien.

6. Coloque el filete de lenguado con unas hojas de perejil, enróllelo y ensártelo en brochetas, alternando con gambas, mitades de cebolla, tomates y champiñones.

7. Luego cepille con aceite de ajo, coloque en la parrilla y cocine a la parrilla durante 5-10 minutos por cada lado.

Sopa De Pollo Con Fideos Drop-In

Ingredientes

- 4 (2 8 .10 onzas) de latas de caldo de pollo
- 4 cucharaditas de polvo de caldo de pollo
- sal al gusto
- 4 tazas de harina para todo uso
- 2 cucharada de queso Cheddar rallado
- 4 huevos
- 2 cucharada de leche
- 4 pechugas de pollo deshuesadas y sin piel
- 5 cucharadas de hojuelas de vegetales mezclados
- 2 hoja de laurel
- 2 cucharadita de perejil seco
- 1/2 cucharadita de estragón seco
- 1/2 cucharadita de sal de apio
- 2 cebolla picada
- 1 taza de zanahorias picadas en cubitos

Direcciones

1. Coloque las pechugas de pollo en una olla de cocción lenta grande y cúbralas con agua fría, 1/2 del camino lleno.

2. Agregue hojuelas de verduras, laurel, perejil, estragón, sal de apio y cebolla.

3. Cocine a temperatura alta durante al menos 6-6 ½ horas o a baja temperatura durante 8-8 ½ horas. 2 hora antes de servir, agregue las zanahorias, el caldo de pollo, el caldo de pollo y comience a hacer los fideos.

4. En una olla grande, hierva de 8 a 6 cuartos de galón de agua con sal.

5. En un recipiente para mezclar, combine la harina y el queso.

6. En el centro de la mezcla de harina haga un pozo y deje caer los huevos y la leche.

7. Mezcle con un tenedor hasta que la masa se desmigaje y se vea como guisantes.

8. Deje caer pedazos de masa del tamaño de un guisante en agua hirviendo y cocínelos durante veinte minutos.

9. Escurra y enjuague los fideos con agua fría.

10. Una vez que los fideos hayan terminado y los vegetales en sopa estén tiernos, vierta la sopa en los tazones, vierta los fideos y sirva.

Muslos De Pollo A La Parrilla

Tandoori

Ingredientes

- 6 dientes de ajo picados
- 8 cucharaditas de pimentón
- 4 cucharaditas de comino molido
- 4 cucharaditas de canela molida
- 4 cucharaditas de cilantro molido
- 32 muslos de pollo
- spray de aceite de oliva
- 4 (6 onzas) de envases de yogur natural
- 4 cucharaditas de sal kosher
- 2 cucharadita de pimienta negra
- 1 cucharadita de clavo molido
- 4 cucharadas de jengibre recién rallado

Direcciones

1. En un tazón mediano, mezcle el yogur, la sal, la pimienta, los clavos y el jengibre.
2. Mezcle en ajo, pimentón, comino, canela y cilantro.
3. Dejar de lado.

4. Enjuague el pollo con agua fría y séquelo con toallas d

5. e papel.

6. Coloque el pollo en una gran bolsa de plástico resellable.

7. Vierta la mezcla de yogur sobre el pollo, presione el aire de la bolsa y selle.

8. Gire la bolsa varias veces para distribuir el adobo.

9. Coloque la bolsa en un tazón, y refrigerar 8-8 ½ horas, o durante la noche, girando la bolsa de vez en cuando.

10. Precaliente una parrilla al aire libre para el calor medio directo.

11. Retire el pollo de la bolsa y deseche el adobo.

12. Con toallas de papel, limpie el exceso de adobo.

13. Rocíe los pedazos del pollo con el aerosol del aceite de oliva.

14. Coloque el pollo en la parrilla y cocine durante 1-5 minutos.

15.	Dé vuelta y cocine 1-5 minutos más.

16.	A continuación, disponer el pollo para recibir calor indirecto, y cocinar aproximadamente 60 a 70 minutos, a una temperatura interna de 250 grados F.

Alitas De Pollo Romero

Tiempo total aproximado: hora y 0 minutos

Ingredientes

- 16 alas de pollo
- 2 cucharada de caldo
- 2 cucharada de aceite de oliva
- |Pimienta, de colores, del molino
- 2 cucharada de romero
- 2 cucharadita de sal
- 2 cucharadita de pimienta en polvo, dulce
- el zumo de los limones

Preparación

1. Hacer una marinada con todos los ingredientes excepto las alas de pollo.

2. Añada las alitas de pollo a la marinada y déjelas reposar durante al menos 2 hora.

3. A continuación, ase las alitas durante 20 minutos y sírvalas inmediatamente.

4. Sugerencia: Si la ocasión lo permite, también se le puede añadir ajo.

Petra - Marinado A La Parrilla

Ingredientes

- 2 cucharadita de hierbas de Provenza
- 2 cucharadita de tomillo
- 2 cucharadita de pimienta en polvo
- 4 diente/s de ajo
- 2 chalota(s)
- 12 cucharadas de aceite
- 6 cucharadas de ketchup de tomate
- 2 cucharadita de mejorana

Preparación

1. Pelar y picar finamente los dientes de ajo y la chalota.

2. Mezclar con el aceite, el ketchup de tomate y las especias.

3. Marinar la carne a la parrilla durante varias horas.

4. Antes de asar, limpiar el exceso de hierbas, ya que de lo contrario se queman fácilmente.

5. Salar los alimentos asados mejor después de asarlos.

Shashlik De Forma Especial

Ingredientes

- 2 paquete de tomates, colados, de unos 800 g cada uno
- |Sal marina o sal del Himalaya, no yodada
- |Pimienta, del molino
- 2 puñado de hojas de laurel

- 10 kg de cuello de cerdo sin hueso
- 4 cebollas grandes
- 6 dientes de ajo
- 2 chorro de vinagre de hierbas
- 400 ml de aceite de oliva bueno, aprox.

Preparación

1. Cortar el cuello de cerdo en dados de 8 x 8 cm aproximadamente.

2. En caso de duda, siempre es mejor más grande que más pequeño.

3. No separe la carne de la grasa marmoleada.

4. La grasa mantiene la carne jugosa durante la cocción y evita que se reseque.

5. Sin embargo, los trozos muy gruesos de tocino firme se pueden cortar sin problemas.

6. Triturar las cebollas junto con el ajo, el vinagre de hierbas y el aceite de oliva hasta conseguir una pasta.

7. Unos 400 ml de aceite de oliva deberían ser suficientes.

8. Se mezcla bien el puré, los tomates colados, la sal, la pimienta y las hojas de laurel en la carne.

9. Para la sal, no utilice sal yodada sino sal marina o sal del Himalaya.

10.   Esto marca una gran diferencia en el sabor.

11.   Ten cuidado con la sal y sigue sazonando.

12.   Lo mismo ocurre con la pimienta del molino.

13.   Cubre el adobo y déjalo en remojo en la nevera durante toda la noche.

14.   A la mañana siguiente, prueba el adobo con la punta del dedo y vuelve a salar si es necesario, ya que todo se ha absorbido.

15.   Ensartar los cubos de carne en brochetas.

16.   Asegúrese de que no queden huecos entre las piezas.

17.   Pero tampoco deben quedar muy apretados.

18.   Yo los ensarto y luego los presiono muy ligeramente.

19.   Así se expanden solos en la brocheta.

20.   Enciende una parrilla de mangal y espera a que todo el carbón esté blanco antes de extenderlo.

21.   Disponga de una botella de agua con agujeros en la tapa para apagar las posibles llamas.

22.   Coloque las brochetas en la parrilla y áselas hasta que estén bien cocidas.

23.   Como no se trata de un filete de ternera, asegúrese de mantener las brochetas en constante movimiento y de darles la vuelta muy a menudo.

24.   Sirve con algunas ensaladas rusas, pepinos encurtidos y tomates y la barbacoa estará perfecta.

Lubina A La Plancha Con Verduras De Calabacín Del Mediterráneo.

Ingredientes
- 12 aceitunas negras sin hueso
- 2 ajo y 2 chalota
- 2 puñado de piñones
- 16 tomate(s) cherry
- |Sal y pimienta
- |Aceite de oliva

- 2   chorro   de   vino   blanco   seco 4|Pescado(s) (lubina) aprox. 6 10 0-8 00g, eviscerado, sin escamar
- 2 6 hojas de salvia

- 6 ramitas de romero
- 4 limones
- 4 calabacines
- 8 tomates secos

Preparación

1. Hacer 8 incisiones finas en el pescado en sentido transversal, desde el lomo hasta el vientre, en cada lado.

2. Poner una hoja de salvia en cada incisión.

3. Salpimentar ligeramente la barriga abierta y forrar cada una de ellas con una ramita de romero y una fina rodaja de limón, partida por la mitad si es necesario.

4. Encienda una buena parrilla con carbón y espere hasta que el carbón haya adquirido un bonito color blanco.

5. El calor debe ser fuerte, pero no excesivo.

6. Ahora coloque el pescado en la parrilla que ha sido previamente cubierta con aceite.

7. Mejor sería una parrilla giratoria, en la que se sujeta el pescado, para poder girarlo mejor.

8. Este volteo debe realizarse después de 1 a 15 minutos.

9. Rociar periódicamente el pescado con un poco de zumo de limón.

10. Cortar los calabacines en dados de 2 cm y freírlos en aceite de oliva durante 1-5 minutos hasta que estén calientes y dorados, salpimentarlos y colocarlos en un plato.

11. Reduzca la temperatura y sofría en más aceite la chalota y el diente de ajo

muy picados, el romero restante y los tomates secos.

12.   Después de unos 10   minutos, añada los tomates cherry cortados por la mitad y las aceitunas picadas, aumente ligeramente la temperatura, salpimente, desglasee con un chorrito de vino blanco y remueva varias veces.

13.   Ahora vuelva a poner los calabacines en la sartén, remuévalos y continúe cociendo si es necesario, dependiendo del estado de cocción.

14.   Las verduras deben estar todavía crujientes.

15.   Por último, añada los piñones previamente tostados.

16.   Servir el pescado con las verduras y la chapata.

Espárragos A La Parrilla

Ingredientes

- 2 chorrito de zumo de limón
- 2 pizca de azúcar
- |Sal y pimienta

- 8 lanzas de espárragos blancos
- 20 g de mantequilla
- 4 cucharadas de queso rallado

Preparación

1. Pela los espárragos y envuélvelos con todos los demás ingredientes en un papel de aluminio.

2. Cocínalos en la parrilla durante –35 a 40 minutos.

3. Los espárragos se cocinan en su propio jugo y no necesitan ninguna salsa adicional debido al queso rallado.

4. Son excelentes como acompañamiento de la carne, pero también para disfrutarlos solos.

Queso Feta A La Parrilla

Ingredientes

- 2 diente/s de ajo
- 8 cucharadas de aceite de oliva
- 2 pizca de sal marina
- un poco de pimienta
- al gusto, tomate(s) fresco(s)
- al gusto, calabacín fresco

- 2 0 hojas de albahaca fresca
- 400 g de queso de oveja o queso feta
- 2   cucharada de pesto (tomate o albahaca)
- 60 g de aceitunas
- 2 cebolla pequeña

Preparación

1. En primer lugar, coloque papel de aluminio en la superficie de trabajo y enrolle los bordes para crear un ramequín.

2. Corta con cuidado el queso feta por la mitad, coloca una mitad en la cazuela de aluminio y extiende el pesto sobre el queso feta.

3. A continuación, coloque la otra mitad encima.

4. Pele la cebolla y el diente de ajo y córtelos en aros finos o en cubos pequeños, respectivamente, y colóquelos sobre el queso feta.

5. Sazonar con sal y pimienta.

6. Cortar las aceitunas en cubos.

7. Si lo desea, lave los tomates frescos y el calabacín, córtelos en dados y añádalos a la cazuela junto con las aceitunas cortadas.

8. Picar las hojas de albahaca y ponerlas sobre el queso feta, rociar el conjunto con aceite de oliva.

9. Envuelve una segunda hoja de papel de aluminio alrededor de la cazuela para hacer un paquete.

10.   Ahora coloque el paquete en el grill y deje que el queso se cocine durante unos –45 a 50 minutos.

11.   Si el queso feta aún está demasiado firme, simplemente vuelva a colocarlo en el grill.

12.   Cortar la parte superior del paquete con un cuchillo y ¡disfrutar del queso! Para el horno: –35 a 40 minutos a 200°C.

Sopa De Pollo Con Tortilla I

Ingredientes

- 2 taza de granos enteros de maíz, cocidos
- 2 taza de maíz blanco
- 2 (8 onzas) puede pimientos verdes picados
- 2 (2 10 onzas) de frijoles negros, enjuagados y escurridos
- 2 /8 taza de cilantro fresco picado
- 4 mitades de pechuga de pollo sin hueso, cocidas y cortadas en pedazos del tamaño de un bocado
- chips de tortilla triturados
- aguacate en rodajas
- queso Monterey Jack rallado
- cebollas verdes picadas
- 2 cebolla picada
- 6 dientes de ajo picados
- 2 cucharada de aceite de oliva
- 4 cucharaditas de chile en polvo
- 2 cucharadita de orégano seco

- 2 (50 onzas) puede tomates triturados
- 2 (2 0.10 onzas) puede caldo de pollo condensado
- 2 2 /8 tazas de agua

Direcciones

1. En una olla mediana, calienta el aceite a fuego medio.
2. Saltee la cebolla y el ajo en aceite hasta que estén blandos.
3. Agregue el chile en polvo, el orégano, los tomates, el caldo y el agua.
4. Llevar a ebullición y cocine a fuego lento de 35 a 40 minutos.
5. Agregue el maíz, el maíz, los chiles, los frijoles, el cilantro y el pollo. Cocine a fuego lento durante 20 minutos.
6. Sirva la sopa en tazones individuales y cubra con trocitos de tortilla triturados, rebanadas de aguacate, queso y cebolla verde picada.

Ensalada De Pollo Y Pasta A La Parrilla

Ingredientes

- 16 onzas de queso mozzarella, cubed
- 2 cebolla roja, picada
- 2 lechuga romaine cabeza, picada
- 12 tomates cherry, picados
- 8   mitades de pechuga de pollo deshuesadas y sin piel
- condimentos de carne a gusto
- 16 onzas de pasta rotini

Direcciones

1. Precaliente la parrilla para el calor alto. Sazone ambos lados de las mitades del pecho de pollo con el condimento del filete.
2. Aceite ligeramente la rejilla de la parrilla.
3. Parrilla el pollo 5 a 10 minutos por lado, o hasta que los jugos salgan claros.

4. Retirar del fuego, enfriar y cortar en tiras.
5. Mientras tanto, coloque la pasta de rotini en una olla grande de agua hirviendo levemente salada.
6. Cocine de 35 a 40 minutos, hasta que esté al dente.
7. Escurrir y enjuagar con agua fría para enfriar.
8. En un tazón grande, mezcle el queso, la cebolla, la lechuga y los tomates.
9. Mezcle con el pollo y la pasta enfriados para servir.

Alas De Pimienta De Limón

Ingredientes

- 2 tazas de aceite de cacahuete, o según sea necesario
- 2 /8 taza de mantequilla sin sal, derretida
- 2 cucharadas de condimento de pimienta limón
- 6 cebollas perlas
- 2 6 alitas de pollo

Direcciones

1. Caliente el aceite en una freidora o cacerola grande a 6 10 0 grados F (2 710 grados C).
2. Bata la mantequilla y la pimienta de limón condimentos juntos en un tazón grande.
3. Coloque las cebollas en el aceite precalentado y cocine hasta que comience a dorar, unos 10 minutos. Retire y deseche las cebollas.

4. Trabajando en lotes, cocine las alas en aceite hasta que estén crujientes en el exterior y cocinadas, aproximadamente 8 minutos. Retire las alas de un plato de papel toalla para drenar el exceso de aceite.

5. Mezcle las alas con la mezcla de pimienta de limón hasta que estén completamente cubiertas. Vuelva a la placa con toalla de papel para drenar el exceso de líquido.

Asador De Pollos

Ingredientes

- 2 (6 libras) de pollo entero
- 2 pizca de sal
- 2 /8 taza de mantequilla, derretida
- 2 cucharada de sal
- 2 cucharada de pimentón
- 2 /8 cucharada de pimienta negra molida

Direcciones

1. Sazone el interior del pollo con una pizca de sal. Coloque el pollo en un asador y poner la parrilla en lo alto. Cocinar por 2 0 minutos.

2. Durante ese tiempo, mezcle rápidamente la mantequilla, 2 cucharada de sal, pimentón y pimienta. Dé vuelta a la parrilla a medio y baste el pollo con la mezcla de la mantequilla. Cierre la tapa y cocine durante 2 a 2 1 horas, arándolo de vez en cuando, hasta que la

temperatura interna alcance los 86 ° C (2 80 grados F) cuando se toma en el muslo con un termómetro de carne.

3. Retirar del asador y dejar reposar durante 2 0 a 2 10 minutos antes de cortar en trozos y servir.